BEI GRIN MACHT SICH IHR WISSEN BEZAHLT

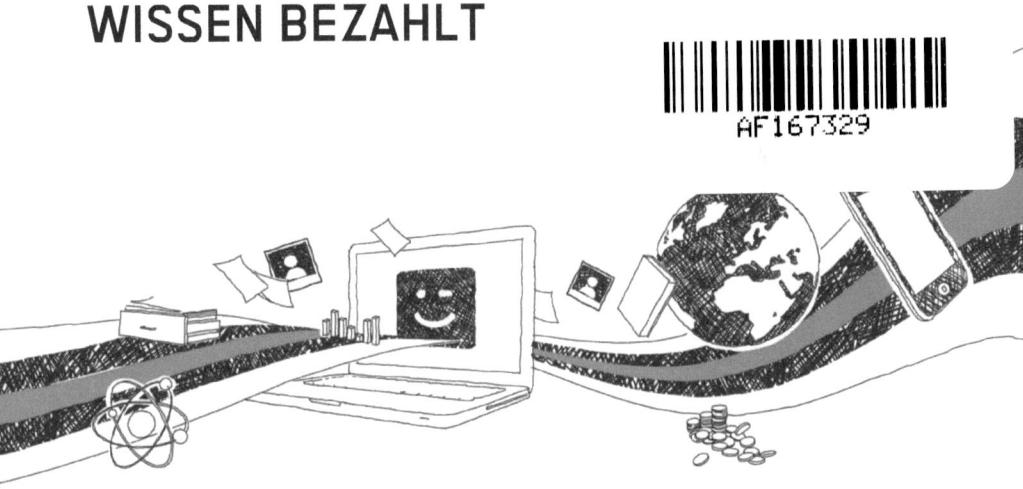

- Wir veröffentlichen Ihre Hausarbeit, Bachelor- und Masterarbeit

- Ihr eigenes eBook und Buch - weltweit in allen wichtigen Shops

- Verdienen Sie an jedem Verkauf

Jetzt bei www.GRIN.com hochladen und kostenlos publizieren

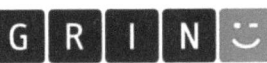

Émile Durkheims Selbstmordtheorie. Ein Vergleich mit der soziologischen Suizidforschung der Moderne

Marie Goerz

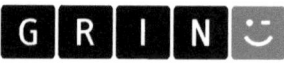

Bibliografische Information der Deutschen Nationalbibliothek:

Die Deutsche Nationalbibliothek verzeichnet diese Publikation in der Deutschen Nationalbibliografie; detaillierte bibliografische Daten sind im Internet über http://dnb.d-nb.de abrufbar.

ISBN: 9783346823441
Dieses Buch ist auch als E-Book erhältlich.

Druck und Bindung: Books on Demand GmbH, Norderstedt Germany
Gedruckt auf säurefreiem Papier aus verantwortungsvollen Quellen

Das vorliegende Werk wurde sorgfältig erarbeitet. Dennoch übernehmen Autoren und Verlag für die Richtigkeit von Angaben, Hinweisen, Links und Ratschlägen sowie eventuelle Druckfehler keine Haftung.

Das Buch bei GRIN: https://www.grin.com/document/1330650

Émile Durkheims Selbstmordtheorie

Ein Vergleich mit der soziologischen Suizidforschung

der Moderne

Inhaltsverzeichnis

1. Einleitung

„In Deutschland versterben jährlich ca. 10.000 Menschen durch Suizid. Das sind mehr Menschen, als im Verkehr (ca. 3.500), durch Drogen (ca. 1.200) und durch AIDS (ca. 400) zu Tode kommen. Die Zahl der Suizidversuche ist schätzungsweise 15– bis 20–mal so hoch." (WHO in ihrem Bericht „Suizidprävention: Eine globale Herausforderung", 2014)

Obwohl der Suizid demzufolge einen nicht unerheblichen Teil der Todesursachen ausmacht, wurde er lange öffentlich tabuisiert. Mit der modernen Suizidforschung änderte sich der Umgang mit der Thematik.

Angesichts der seit 2007 steigenden Suizidzahlen und neuen Publikationsrekorden rückt das Thema Selbstmord immer mehr in den öffentlichen Fokus und wird verstärkt diskutiert. In der Wissenschaft beschäftigen sich unterschiedliche Gebiete mit der Erklärung von Suiziden. Für die Erforschung des Suizids in der Soziologie war dabei die bahnbrechende Studie des französischen Soziologen Émile Durkheim *„Le Suicide"*(1897) maßgebend, die international Anerkennung fand und auch noch heute als Säule der modernen Suizidforschung gilt (vgl. Bormuth, 2008: 10).

Durkheim behandelt hierbei den Selbstmord als sozialen Begriff und sucht erstmals nach jahrelangen psychologischen und philosophischen Debatten zu dem Thema nach sozialen Ursachen (vgl. Wolter, 1983: 8). Mithilfe von Statistiken erforscht Durkheim die innere Motivlage der Menschen, die aus gesellschaftlichen Umbrüchen und Krisen resultiert und sie zum Selbstmord treibt. Durkheim untersucht hierbei nicht den Selbstmord anhand einzelner Fälle auf individuelle Ursachen, sondern betrachtet ihn streng soziologisch als soziales Phänomen mit ebenso sozialen Ursachen.

Für Durkheim war *„Le Suicide"* aber vor allem „ein ‚Paradigma‘, um die Soziologie von ihren Mutter- und Nachbardisziplinen zu lösen und um sie als eine selbständige Wissenschaft zu begründen" (Bobach, 2004: 19). Eric Plaut geht sogar so weit davon zu sprechen, dass Durkheims „epochenmachendes Buch […] nicht primär als Beitrag zur einschlägigen Literatur" zur sehen ist, sondern dass der Selbstmord für Durkheim lediglich „ein geeignetes Beispiel zur Illustration seiner soziologischen Methode war" (Plaut/Anderson, 2001: 37).

In dieser Arbeit soll der Frage nachgegangen werden, inwieweit sich Èmile Durkheims Selbstmord Theorie auf die Gegenwart anwenden lässt.

Daher wird zu Beginn der Arbeit die Definition des Selbstmordbegriffes in Durkheims Werk vorgestellt und erläutert, wie Durkheim zu dieser gelangte. Im Anschluss daran geht es um seine Untersuchung gesellschaftlicher Faktoren des Selbstmords anhand der drei von ihm benannten Selbstmordtypen. Außergesellschaftliche Faktoren werden in dieser Arbeit aufgrund ihrer geringen Bedeutung für den späteren Vergleich mit weiteren Selbstmordtheorien größtenteils unbehandelt bleiben. Im darauf folgenden Kapitel soll Durkheims Theorie schließlich nach einem kurzen Überblick über den heutigen Stand der soziologischen Suizidforschung mit weiteren Theorien der Moderne verglichen werden, um auf seine Bedeutung für die Gegenwart schließen zu können. Für diesen Vergleich dienen beispielhaft Marl Marx' Artikel *„Peuchet: vom Selbstmord"*, 1846 im Gesellschaftsspiegel erschienen und Christa Lindner-Brauns Arbeit *„Soziologie des Selbstmords"* (1990). Auf diesen Grundlagen soll die Arbeit mit der Beantwortung der anfangs gestellten Frage in einem Fazit abgeschlossen werden: Inwiefern kann Durkheims Selbstmordtheorie auf die heutige Gesellschaft angewendet werden?

2. Definition des Selbstmordbegriffs bei Durkheim und Einführung in seine Selbstmordtheorie

In einem alltagssprachlichen Gebrauch scheint der Begriff Selbstmord klar definiert und eindeutig verständlich zu sein. Durkheim stellt eine genauere und wissenschaftlichere Definition jedoch der eigentlichen Untersuchung des Phänomens voran und begegnet der alltagssprachlichen Bedeutung eher kritisch, da dieser wohlmöglich mehrdeutige Gebrauch zu Missverständnissen führen könnte (vgl. Durkheim 1897: 23).

Um die nachfolgende Unterteilung Durkheims in drei Selbstmordarten nachvollziehen zu können, ist zunächst also das Verständnis seiner Definition des Selbstmordes grundlegend. Durkheim erweitert durch seine Definition das alltagssprachliche Verständnis des Suizids, grenzt seine Bedeutung gleichzeitig aber auch ein, indem er bei seiner Untersuchung den Selbstmord von Tieren ausschließt (vgl. ebd.: 27).

Durkheim liefert zunächst die Definition „daß [sic!] der Tod die Folge einer Handlung des Opfers selbst ist" (ebd.: 24), wobei diese Handlung sowohl aktiv in Form von Gewalt an sich selbst, als auch passiv durch Enthaltung auftreten kann. Eine Verzögerung des Tods nach der Selbstmordhandlung ist auch möglich und der Selbstmörder muss nicht identisch sein mit der Person, die die eigentlich lebensbeendende Handlung durchführt (vgl. ebd.: 25).

Diese vorläufige Definition erweist sich aber später als unvollständig, da nach Durkheims Argumentation sich die meisten Todesfälle so nicht von dem Selbstmordbegriff abgrenzen lassen. Deshalb zieht er das Wissen des Opfers über die Folgen seiner Handlung und die Absichten den Handelnden heran, um Selbstmorde von anderen menschlichen Todesfällen zu differenzieren und so zu seiner finalen Definition zu gelangen: „Man nennt Selbstmord jeden Todesfall, der direkt oder indirekt auf eine Handlung oder Unterlassung zurückzuführen ist, die vom Opfer selbst begangen wurde, wobei es das Ergebnis seines Verhaltens im voraus kannte" (ebd., 27). Auf diese Definition aufbauend untersucht Durkheim anhand einer Fülle von Material den Selbstmord als soziales Phänomen *sui generis* (von eigener Art) und arbeitet seine sozialen Bedingungen und Faktoren heraus. Der Selbstmord ist für Durkheim der Indikator einer Krise in der Gesellschaft. Die Feststellung auf der Basis statistischer Daten, dass jede Gesellschaft zu einem bestimmten Zeitpunkt eine Tendenz zum Selbstmord hat, bringt Durkheim dazu nach Selbstmordfaktoren zu suchen, die sich auf die Gesamtgesellschaft auswirken und nicht nur auf Zustände von Individuen (vgl. Decher, 1999: 147).

Die Entscheidung das eigene Leben willentlich zu beenden erscheint Durkheim als Lösung einer Sinnkrise des Menschen. Ohne einen Sinn in der Gesellschaft kann der Mensch alleine nicht existieren und wählt daher den Suizid (vgl. Bormuth, 2008: 71f.). Durkheim zufolge sind diese Menschen „nicht Herr ihrer Neigung zum Selbstmord" sondern „passive Opfer der Umstände" (ebd., 73). Trotz dessen verurteilt er aus ethischer Perspektive den Selbstmord als „unmoralischen Akt" und „Attentat auf die Person des Menschen" (Decher, 1999: 147). Nach Durkheim entzieht sich ein Mensch der den Freitod wählt seinen gesellschaftlichen Pflichten (vgl. ebd.: 150).

Im ersten Buch seiner Studien beginnt Durkheim mit dem Einfluss von außergesellschaftlichen Faktoren. Beispielsweise überprüft er den Einfluss der Rasse, Erblichkeit, Geisteskrankheit, kosmischer Faktoren wie das Klima oder Temperatur und die Nachahmung auf den Selbstmord. Diese außergesellschaftlichen und individualpsychologischen Faktoren bewertet er aber alle als bedeutungslos für die gesamtgesellschaftliche Selbstmordrate. Durkheim erkennt diese Kollektiverscheinung als ein soziales Phänomen an und schlussfolgert so auf eine Abhängigkeit von sozialen Ursachen (vgl. Durkheim, 1897: 39ff.).

3. Grundtypen des Selbstmords

Wie das zweite Kapitel also gezeigt hat, haben Selbstmordtendenzen ihren Ursprung weder in der Psyche des Individuums noch in seiner physischen Umgebung. Ihre Ursachen sind somit in der sozialen Umgebung des Menschen zu suchen und sind durch gesellschaftliche Faktoren bedingt (vgl. ebd.: 359).

Der Suizid, die lebensbeendende Handlung selbst, ist das Resultat von gesellschaftlichen Zuständen, die auf das Individuum einwirken. Die Gesetzmäßigkeit von sozialen Zuständen war der Ausgangspunkt Durkheims im zweiten Buch seines Werkes *„Le Suicide"* Selbstmorde in

Abhängigkeit von den sozialen Faktoren zu klassifizieren und als drei Typen methodisch zu erfassen.

3.1 Der egoistische Selbstmord

Als ersten Grundtypen führt Durkheim den des egoistischen Selbstmords auf. Für seine Untersuchung zieht er die stark variierenden Selbstmordraten in unterschiedlichen Konfessionen heran, wobei er aber betont, dass dabei dieselbe Gesellschaft verglichen werden muss (vgl. Durkheim, 1897: 162). Als Grund für die höhere Selbstmordanfälligkeit bei Protestanten als bei Katholiken nennt er, dass es bei den Protestanten weniger allgemeingültige Glaubensvorstellungen gibt und den Individuen mehr Platz geboten wird. Diese Überlegung wird gestützt durch die niedrigere Selbstmordrate bei Juden, die durch die Verfolgung einen höheren Zusammenhalt erfahren (vgl. ebd.: 164).

Im Besonderen geht Durkheim auch auf die Einbindung in Familie und Staat ein, um die Wirkung eines kollektiven Zusammenhalts auf die Selbstmordrate weiter zu untersuchen. „Die Familie ist ein mächtiger Schutz gegenüber dem Selbstmord und wirkt umso nachhaltiger, je fester sie gefügt ist" (ebd.: 224). Durkheim sieht in der Bindung an eine Gemeinschaft wie Religion, Familie oder Staat auch eine Bindung ans Leben (vgl. ebd.: 232).

Aus dieser Annahme der fehlenden Integration als Ursache des egoistischen Selbstmord Typen lässt sich auch Durkheims Integrationshypothese ableiten (vgl. Wolter, 1983: 77). „Der Selbstmord steht im umgekehrten Verhältnis zum Integrationsgrad der Kirche, der Familie und des Staats" (Durkheim, 1897: 231). Löst sich die Verbundenheit eines Individuums zu einer sozialen Gemeinschaft auf, entfremdet es sich und verfolgt persönliche Ziele. Es formt eine bestimmte Unabhängigkeit und stellt das individuelle Ich über das soziale Ich. Persönliche Niedergeschlagenheit und Misserfolge werden in diesem Zustand des Egoismus nicht mehr von einem Kollektiv aufgefangen (vgl. ebd.: 237f.). Die Gesellschaft lässt den Menschen normativ im Stich, es fehlt dem Menschen ein Ziel seines Strebens und das Leben erscheint somit sinnlos. In dieser Verzweiflung sieht Durkheim den Menschen als Opfer der Umstände. Der egoistische Selbstmord ist dem Einzelnen also nicht anzulasten. Er ist durch die Distanz zur Gesellschaft hilflos und reagiert mit dem Suizid auf seine persönliche Krise. Verantwortlich macht Durkheim eher die Gesellschaft, die zugelassen hat, dass der Mensch in den Zustand des Egoismus verfällt und ihn nicht stärker an sich gebunden hat (vgl. Bormuth, 2008: 73f.).

Letztendlich ist der Egoismus ein Zustand der Gesellschaft, in der das Individuum nicht mehr an sie gebunden ist und fördert den Selbstmord also nicht nur, sondern ist als Ursache für den Selbstmord zu benennen. Der Mensch braucht im Leben etwas, das über ihm steht, um dem

Leben einen Sinn zu verleihen. Fehlt ihm „dieses Band, das ihn an die Gesellschaft bindet" (Durkheim, 1897: 240) formt sich ein Selbstmordtyp mit Prägung: der egoistische Selbstmord.

3.2 Der altruistische Selbstmord

Ähnlich wie beim egoistischen Selbstmord geht es auch bei diesem Typen um die Verbundenheit des Individuums mit seiner Umwelt. Jedoch bestimmt der altruistische Selbstmord sich daher, dass dem Menschen der Sinn des Lebens außerhalb des eigentlichen Lebens zu erscheinen scheint, weshalb das Leben selbst zum Hindernis wird. Es herrscht eine zu starke gesellschaftliche Verflechtung und Abhängigkeit, der das Individuum nicht gewachsen ist (vgl. Wolter, 1983: 78).

Die Beobachtung, dass eine nicht genügend ausgeprägte Individualität ebenso zum Selbstmord führen kann, bildet die Grundlage für Durkheims zweiten Grundtypen (vgl. Durkheim, 1897: 242). Der Altruismus als Gegensatz zum Egoismus bildet die Ursache des Selbstmords. Er ist nach Durkheim zu finden wo das „Ich nicht sich selbst gehört, […] wo der Pol um den sich sein Verhalten dreht, außerhalb seiner selbst liegt, nämlich in einer der Gruppen, denen es angehört" (ebd.: 247).

Der altruistische Selbstmord tritt in drei Formen auf, die sich hauptsächlich durch das Maß an gesellschaftlicher Einbindung unterscheiden. „Die enger verpflichtende Form lässt keinen Freiraum, um individuell zu entscheiden. Die unselbstständige Persönlichkeit leistet beim ‚obligatorisch altruistischen' Selbstmord nur den Gehorsam, den die Gesellschaft in einer bestimmten Situation von ihr verlangt" (Bormuth, 2008: 74). Der soziale Druck der Gesellschaft wird als Pflicht gesehen und zwingt den Einzelnen zum Suizid. In primitiveren Gesellschaften unterliegen so zum Beispiel Alte oder Kranke, Witwen oder Gefolgsleute eines Verstorbenen der Pflicht des Selbstmords und werden somit Opfer des obligatorisch altruistischen Selbstmords (vgl. Durkheim, 1897: 244). Beim fakultativen altruistischen Selbstmord fordert die Gesellschaft den Suizid zwar nicht explizit, respektiert ihn jedoch. „Sie sind genau wie die, welche von der Gesellschaft tatsächlich gefordert werden, auf jenen Zustand des Unpersönlichen, oder, wie wir gesagt haben, diesen Altruismus zurückzuführen" (ebd.: 249). Bei überspitzt altruistischen Selbstmorden will der Mensch seinem irdischen Sein entkomme. Diese Form ist hauptsächlich in pantheistischen Gesellschaften wie dem Hinduismus oder Jainismus zu finden dessen Anhänger glauben, dass das, was wirklich im Individuum ist, diesem fremd ist (vgl. ebd.: 250ff.).

Zwar ist der altruistische Selbstmord in jüngeren Gesellschaften eher selten, da der Mensch immer mehr nach Individualisierung strebt und sich vom Kollektiv loslöst, kommt jedoch auch vor. So zum Beispiel im Militär, wenn Soldaten den Tod der demütigenden Niederlage vorziehen. „Wenn [sie] auf das Weiterleben verzichten, dann, weil sie irgendetwas mehr liebten als sich selbst" (ebd.: 256) oder in Form von Selbstmordattentaten, die ein Mensch aufgrund der individuellen Verlorenheit in den Idealen einer Gruppe begeht.

Abschließend lässt sich sagen, dass die Individualisierung und Unabhängigkeit des Einzelnen vom Kollektiv durch einen zu starken Einfluss der Gesellschaft unterdrückt wird. Der Einzelne scheint ein „beliebiges Teilchen des Ganzen ohne eigenen Wert" (ebd.: 247) zu sein, sodass ein altruistischer Selbstmord als Opfer für die Gesellschaft gesehen werden muss (vgl. Macho, 2017: 56).

3.3 Der anomische Selbstmord

Bei diesem dritten Typen geht es um die Werte und Normen der Gesellschaft und den Einfluss den diese auf das Individuum haben. Ähnlich wie beim egoistischen Selbstmord ist der anomische Selbstmord das Resultat einer gesellschaftlichen Normkrise. Soziale Normen sind zu weit oder ungenau, sodass das Individuum die Orientierung verliert und den Zustand der Anomie, den Zusammenbruch der Normen, nicht bewältigen kann und deshalb den Suizid als Fluchtmöglichkeit wählt (vgl. Bormuth, 2008: 75).

Ausgangspunkt ist die Idee Durkheims von einem Gleichgewicht zwischen den Bedürfnissen des Menschen und der Regulierung der Befriedigung dieser Bedürfnisse durch eine kollektive Ordnung oder soziale Werte und Normen (vgl. Wolter, 1983: 78). Nach Durkheim „muß [sic!] [es] eine regulative Kraft geben, die für die geistigen Bedürfnisse dieselbe Rolle spielt wie der Organismus für die physischen" (Durkheim, 1897: 282), damit die Menschen nicht ziellos werden. Diese autoritäre regulative Ordnung akzeptiert der Mensch grundsätzlich. Er gehorcht den „ungeschriebenen Regeln" und der „Kollektivautorität" (ebd.: 284), inwiefern er seine Bedürfnisse befriedigen darf und folgt diesen ihm gesetzten Zielen und Grenzen. Durch diese Mäßigung folgt auch „daß [sic!] der Mensch mit seinem Schicksal zufrieden ist" (ebd.: 284) und so auch „Freude am Dasein und am Leben" (ebd.: 284) hat.

Wird dieses Gleichgewicht jedoch durch soziale Bedingungen gestört, fehlt dem Menschen die Zufriedenheit mit seinem Dasein. Durkheim verweist auf ökonomische Krisen oder zu raschen sozialen Wandel wie zum Beispiel plötzlichen Wohlstand als solche Störfaktoren (vgl. ebd.: 288). Wenn Bedürfnisse aufgrund einer wirtschaftlichen Krise nicht mehr realisierbar sind oder Menschen durch ihren Wohlstand ihre Bedürfnisse übersteigern, brechen soziale Normen zusammen und die Stabilität einer Gesellschaft ist gestört. Menschen verlieren ihre Maßstäbe und durch mangelnde Ordnung kommt es zu Orientierungslosigkeit und sozialen Ungleichgewichten (vgl. Wolter, 1983: 78). Es herrscht ein Zustand der Anomie. „Die Anomie ist [...] in unseren Gesellschaften ein regelmäßig auftretender und spezifischer Selbstmordfaktor" (Durkheim,

1897: 295). So kommt es, dass „der Selbstmord […] in der Situation einer hohen sozialen Fluktuation und niedrigen Rollenkonstanz für manche die einzige Fluchtmöglichkeit [bleibt]" (Bormuth, 2008: 75). Das Handeln der Individuen wird also regellos und ihre Freude am Dasein und Leben leidet darunter.

Dem anomischen Selbstmord ist also mit dem egoistischen Selbstmord gemein, dass ein „normativer Rückzug" (ebd.: 76) der Gesellschaft das Individuum überfordert. Durkheim unterscheidet sie jedoch nach der Ursache der übermäßigen Selbstbezogenheit, die zur völligen Orientierungslosigkeit und schlussendlich zum Selbstmord führt (vgl. Durkheim, 1897: 328).

In einer Fußnote in „Le Suicide" wird als Gegenstück des anomischen Selbstmords zudem kurz der fatalistische Selbstmord angeführt. Ihm spricht Durkheim jedoch für die Gegenwart nur wenig Bedeutung zu. Im Gegensatz zum anomischen Selbstmordtypen bei dem sich das Individuum in einem Zustand der Regellosigkeit befindet, erfährt das Individuum beim fatalistischen Selbstmord einen Zustand der Überreglementierung oder der übermäßigen Kontrolle. Nach Durkheim ist es ein „Selbstmord derjenigen, denen die Zukunft mitleidlos vermauert wird, deren Triebleben durch eine bedrückende Disziplin gewaltsam erstickt wird. Es ist der Selbstmord der zu jungen Eheleute, der Selbstmord der kinderlos verheirateten Frau" (ebd.: 318).

4. Die soziologische Suizidforschung der Moderne

Der Suizid ist „keine Erscheinung erst unserer Tage" (Wolter, 1983: 8), trotzdem gilt die Umwertung des Selbstmords als „einer der größten und folgenreichsten Umbrüche des 20. Und 21. Jahrhunderts" (Macho, 2017: 1). Während in der Antike der Suizid noch mit Ehre in Verbindung gebracht und später viele Jahrhunderte lang in den christlich geprägten Epochen als Sünde angesehen wurde, ist der Selbstmord in der Moderne Enttabuisiert und die Frage nach seinen Ursachen und der Prävention ein zentrales Leitmotiv unserer Zeit (vgl. ebd.: 12).

Seinen Ursprung fand die Suizidforschung in der philosophischen Debatte um die moralische Legitimität des Selbstmords im 18. Jahrhundert (vgl. Bobach, 2004: 8). Geführt wurde diese Debatte, gespalten in zwei pro und contra Lager, von Vertretern wie David Hume, Immanuel Kant oder Jean-Jacques Rousseau (vgl. Bormuth, 2008: 36).

Zu Beginn des 19. Jahrhunderts nahm dann aber auch das psychologische und medizinische Interesse an der Untersuchung des Selbstmordphänomens zu. Diese Wissenschaften sahen den Selbstmord zwar als Ausdruck einer kranken Gesellschaft und untersuchten ihn, aber aus wissenschaftlicher Sicht kommt ihm in keiner der beiden Disziplinen eine zentrale Stellung zu (vgl. Wolter, 1983: 8).

Einen solchen Stellenwert erlangte der Suizid als soziales Massenphänomen hingegen in der Soziologie (vgl. Bobach, 2004: 14). Der Selbstmord war zentrales Thema vieler soziologischer Arbeiten im 19. Jahrhundert, wie zum Beispiel Karl Marx Artikel zu Jacques Peuchets *„Über den Selbstmord und seine Ursachen"* in der Zeitschrift *„Gesellschaftsspiegel"*, der im folgenden Kapitel mit Émile Durkheims bahnbrechenden Werk *„Le Suicide"* verglichen werden soll, das von vielen Autoren mit dem Beginn der modernen Soziologie gleichgesetzt wird (vgl. Wolter, 1983: 8).

Der Selbstmord wurde mit Beginn der modernen Soziologie zunehmend als „soziales Problem" (Bormuth, 2008: 15) erkannt und galt nicht mehr nur als „Signatur der Freiheit" (Decher, 1999: 9) wie es zuvor in der philosophisch geführten Debatte um die moralische Legitimität des Suizids hieß. In der Industriegesellschaft entwickelte sich der Selbstmord immer mehr zu einer „alltäglichen und massenhaften Realität" (Bormuth, 2008: 16), wodurch sich das Interesse der Soziologie an dem sozialen Phänomen des Selbstmords immer mehr verstärkte. Die Suizidologie erlebte Mitte des 20. Jahrhunderts mit dem Höhepunkt der soziologischen Suizidforschung eine Renaissance und es erschienen neben neuen Arbeiten aus statistischen, soziologischen, psychologischen, ethnischen und kulturhistorischen Perspektiven auch Neuauflagen vieler Klassiker aus dem 19. Jahrhundert (vgl. Bobach, 2004: 20).

In diese Phase der Renaissance ist auch Christa Linder-Brauns Werk *„Soziologie des Selbstmords"* (1990) einzuordnen, welches im Folgenden ebenfalls mit Émile Durkheims Werk verglichen werden soll.

Diese Hochphase der Suizidforschung sollte aber Ende des 20. Jahrhunderts zugleich den Abschluss der soziologischen Suizidforschung bedeuten (vgl. Bobach, 2004: 22). Ab den 1970er Jahren wurde der Suizid nicht mehr „an sich" (ebd.: 23) untersucht, sondern die Suizidforschung widmete sich einer kulturhistorischen Perspektive und betrieb eine viel mehr historisch konkrete Forschung an regionalen Beispielen. Darauf folgte in den 90er Jahren eine erneute Hinwendung zum Problem der moralischen Legitimität des Selbstmords, wie es sich auch in Dechers Werk *„Die Signatur der Freiheit"* (1999) widerspiegelt. In der Soziologie lange allgemein akzeptierte Thesen wurden also erneut hinterfragt und der als soziales Massenphänomen „objektivierte" Suizid hat nun ein „historisch konkretes Gesicht" (Bobach, 2004: 25), dessen Untersuchung und historische Forschung kaum erschöpfbar ist.

4.1 Karl Marx „Vom Selbstmord" (1846)

Marx' Artikel im Gesellschaftsspiegel, einer der einflussreichsten deutschen gesellschaftskritischen Zeitschriften in den Jahren 1845 und 1846, war seine einzige Auseinandersetzung mit dem Thema Selbstmord und zugleich seine intensivste Stellungnahme zur Geschlechterfrage (vgl. Bobach, 2004: 17). Aber nicht nur die Thematik, sondern auch die Struktur dieses Aufsatzes ist höchst ungewöhnlich für Karl Marx. Der Text, erschienen unter dem Titel „Peuchet: vom Selbstmord", ist eigentlich kein Text von Marx. Zwar stammen die Einleitung und der Kommentar zur Frage des Selbstmords von ihm, doch der eigentliche Artikel entstammt den Memoiren Jacques Peuchets, einem höheren französischen Verwaltungsbeamten der Polizei (vgl. Plaut/Anderson, 2001: 15).

Marx beginnt mit Peuchets Kapitel „Vom Selbstmord und seinen Ursachen" und dessen „Kritik an der modernen Gesellschaft" (ebd.: 23). „Die Zahl der Selbstmorde [...] muß [sic!] betrachtet werden als ein Symptom der mangelhaften Organisation unserer Gesellschaft (ebd.: 59). Dieses Kapitel übersetzt Marx nicht nur, sondern fügt gelegentlich eigene Sätze und Kommentare hinzu, die Marx' Gesellschaftskritik verdeutlichen.

Nach einem weiteren unkommentiert übersetzten Kapitel zur Kritik an der Familie, folgt ein längerer Auszug, in denen Peuchet detailliert vier Selbstmorde, drei davon von jungen Frauen begangen, schildert.

Einige Ähnlichkeiten zwischen Durkheims „Le Suicide" und dem Artikel von Marx sind leicht ersichtlich. Beide Arbeiten behandeln den Selbstmord in modernen Gesellschaften aus einer soziologischen Perspektive, statt aus einer psychologischen oder philosophischen und verwenden mehr empirische Daten als Spekulationen zu betreiben, wie es in der Philosophie zum Beispiel eher der Fall war. Zudem deuten sowohl Marx als auch Durkheim den Selbstmord auf die gleiche Weise: als „Symptom sozialer Pathologie" (ebd.: 29). Indem beide die Ursache des Selbstmords „in den Üblen der bestehenden Gesellschaft" sehen, stimmen hier Marx' und Durkheims Sicht überein (ebd.: 40).

Viel interessanter und auch bedeutender sind aber die Unterschiede, die die beiden Werke in ihrem Vergleich miteinander aufweisen. Auffällig ist zunächst der Unterschied in den verwendeten Methoden (vgl. ebd.). Durkheim geht davon aus, dass sich in Bezug auf das Selbstmordphänomen „wirkliche Gesetze finden [ließen], die besser als jede dialektische Argumentation die Möglichkeit der Soziologie beweisen" (Durkheim, 1897: 19) und „daß [sic!] die Soziologie objektiv sein kann und muß [sic!]" (ebd.: 22). „Der Biologe" sei in seinen Methoden vom Sozialwissenschaftler als vorbildhaftes Modell anzusehen (ebd.). Marx hingegen bezieht sich wie auch schon in früheren Werken auf Hegels dialektische Methode, durch die er seine gesamte Arbeit strukturiert (vgl. Plaut/Anderson, 2001: 29).

Eine weitere Differenz erscheint bei der Behandlung der Geschlechterverhältnisse. Durkheim äußert sich in „Le Suicide" wiederholt abschätzig über Frauen. Er schreibt zum Beispiel, dass „ihr geistiges Leben weniger entwickelt ist", weil ihre Bedürfnisse „in viel unmittelbarerem

Zusammenhang mit den Forderungen des Organismus" stünden (Durkheim, 1897: 313). Marx tätigt in seinem Artikel keine ähnlichen Aussagen.

Die von Marx genannten Selbstmordbeispiele hauptsächlich von jungen Frauen kommen fast alle dem Durkheimschen Typen des fatalistischen Selbstmords nahe. Sie weisen alle das gleiche Kernproblem der Überreglementierung als Ursache des Suizids auf. Sie betreffen jedoch bezogen auf den Suizid von Frauen ein Thema, das Durkheim im Vergleich zu Marx in seinem Werk vernachlässigt.

Auch auf Durkheims Typ des anomischen Selbstmords nimmt Marx Bezug mit seinem vierten und letzten Selbstmordbeispiel. Infolge plötzlicher Arbeitslosigkeit nimmt sich ein Mann das Leben, da er seiner Familie nicht zur Last fallen und sie ins Unglück stürzen möchte (vgl. Plaut/Anderson, 2001: 74).

Am Beispiel des Selbstmords in Verbindung mit der Ehescheidung wird der größte Unterschied zwischen Marx und Durkheim im Umgang mit der Geschlechterfrage offenbart. Durkheim spricht sich gegen eine Liberalisierung der Scheidungsgesetzte aus, nachdem er anhand statistischer Daten die Selbstmordziffern bei Frauen und Männern nach der Scheidung vergleicht und feststellt, dass die der Männer steigt, während die der Frauen bei gleichen Umständen sinkt(vgl. Durkheim, 1897: 425). Er empfiehlt sogar „die Ehe unauflösbar zu machen" (ebd.: 457), da die Scheidung als Art von Anomie zu den Hauptgründen männlicher Suizide zählt. Durkheim scheint sogar in Kauf zu nehmen, dass dadurch die Selbstmordzahlen der Frauen steigen könnten, argumentiert aber, dass dem durch eine aktivere Rolle der Frau in der Gesellschaft entgegengewirkt werden kann. Größere Gleichheit kommt für Durkheim jedoch nicht in Frage: „Das weibliche Geschlecht wird dem männlichen niemals ähnlicher werden" (ebd.: 458).

In der Frage um Scheidungen könnten die Meinungen von Durkheim und Marx also nicht weiter auseinander gehen, da Marx in der Unterdrückung der Frau durch herrschende Familienverhältnisse den Hauptgrund für den weiblichen Selbstmord sieht und „die bürgerliche Ehe als eine Unterdrückungsinstitution kritisiert" (Plaut/Anderson, 2001: 31).

Marx bietet mit seinem Artikel *„Peuchet: Vom Selbstmord"* also eine andere Perspektive an als Durkeims *„Le Suicide"*. Auch wenn ihre Werke sich in der Thematik und der Deutung des Selbstmords als soziales Phänomen und Erscheinung einer krankhaften Gesellschaft ähneln, lassen sich doch wesentliche Unterschiede in den von ihnen angebotenen Ursachen des Phänomens erkennen. „Schließlich ist für Marx die bestehende Gesellschaft Ursache des Selbstmords, während sie für Durkheim nicht in der Lage ist, ihn zu verhindern" (ebd.: 41). Marx kommt zu dem Schluss, dass besonders die erdrückenden bürgerlichen Familienverhältnisse verantwortlich sind für den weiblichen Selbstmord junger Frauen. Ihm geht es ganz klar um den gesellschaftlichen Konflikt als Ursache, während Durkheim den fehlenden gesellschaftlichen Zusammenhalt thematisiert. Zudem schafft der Artikel erstmal ein deutliches Verständnis zu Marx' Position zu der Geschlechterfrage in der modernen Gesellschaft.

4.2 „Soziologie des Selbstmords" von Christa Linder-Braun (1990)

Auch Christa Lindner-Brauns motivationstheoretische Handlungstheorie zum Selbstmord, die ebenfalls beobachtet wie ein bestimmter Zustand der Gesellschaft ihre Suizidrate beeinflussen kann (vgl. Lindner-Braun, 1990: 21), soll der Theorie Durkheims gegenübergestellt werden. Dabei soll sich diese Arbeit hauptsächlich auf den zweiten Teil des Buches, der den Titel „Gesellschaft und Suizid: Anwendung der sozialen Motivationstheorie auf die Entstehung suizidaler Handlungen in sozialen Institutionen" trägt, beziehen.

In diesem zweiten Teil untersucht Lindner-Braun den Zusammenhang zwischen Wirtschaft, Massenmedien, Familie und der Selbstmordrate. Diese Untersuchung bietet einen Vergleich mit dem Werk von Durkheim an, da beide den Einfluss sozialer Institutionen als einen der wichtigsten Selbstmordfaktoren benennen. Auf den ersten Abschnitt des Werkes von Christa Lindner-Braun, der die theoretischen Grundlagen ihrer Thesen genauer erläutert, soll daher nicht näher eingegangen werden.

Ein erster Unterscheid lässt sich bereits in der Definition vom Selbstmord feststellen. Während Durkheim den Suizid als „jeden Todesfall, der direkt oder indirekt auf eine Handlung oder Unterlassung zurückzuführen ist, die vom Opfer selbst begangen wurde, wobei es das Ergebnis seines Verhaltens im voraus kannte" (Durkheim, 1897: 27) definiert, bezieht Linder-Braun sich auch auf einen zeitlichen Aspekt, der bei Durkheim keine Rolle spielt: „[Der Tod muss] unmittelbar in einem absehbaren Zeitraum nach Beginn der Ausführung der suizidalen Handlung eintreten" (Lindner-Braun,1990: 30). Durch diese Ergänzung schließt sie Todesursachen wie Alkoholkonsum, Leistungssport oder extremes Risikoverhalten aus, die ebenfalls aktiv und ohne Fremdeinwirkung ausgeführt werden (vgl. ebd.: 29).

Sie fasst ihre Definition also wie folgt zusammen: „Ein erfolgreicher Selbstmord [...] liegt vor, wenn das Handlungsergebnis (D1') mit der subjektiven Handlungsintention zum Zeitpunkt der Handlungsausführung (D2, D3) übereinstimmt" (ebd.: 32).

Die „subjektive Handlungsintention" meint, dass der Mensch wirklich die Absicht hat zu sterben, während Durkheim davon ausgeht, dass dieser Wunsch oder diese Absicht nach dem Tod nicht eindeutig nachzuweisen ist (vgl. Durkheim, 1897: 29).

Bereits bei Durkheims Ausführung des anomischen Selbstmordtypen wurde aufgezeigt, wie sich die wirtschaftlichen Verhältnisse in einer Gesellschaft auf ihre Suizidrate auswirken können. Da die Wirtschaft eine der wichtigsten Institutionen in der modernen Gesellschaft ist, greift auch Lindner-Braun diese Überlegung auf. Durch empirische Daten belegte schon Durkheim, dass Armut eher vor Selbstmorden schützt (vgl. ebd.: 278). In diesen Punkt stimmt Lindner-Braun also mit Durkheims Ergebnis überein und führt dessen Erkenntnis weiter aus, dass „Überfluß [sic!] alleine [...] demnach keine erhöhte Suizidanfälligkeit der Gesellschaftsmitglieder [bedingt], aber materieller Mangel [...] eher vor Selbstmord [schützt]" (Lindner-Braun, 1990: 233).

Um den Zusammenhang weiter zu untersuchen bedient sich Lindner-Braun sogar Durkheims Anomiebegriff. Dabei geht sie besonders auf die normative Integration des Individuums in die Gesellschaft ein, welche der Anomie entgegenwirkt und in geringeren Handlungsspielräumen für die Individuen resultiert, die vor Selbstmorden schützen (vgl. ebd.: 246).

Diese Erkenntnis wendet sie auch auf Entwicklungsländer an, in denen die geringen Handlungsspielräume die niedrigen Selbstmordraten erklären könnten (vgl. ebd.: 247). Große Unterschiede zu den Industrieländern lassen sich hierdurch eher nicht erklären. Lindner-Braun vermutet, dass diese Differenzen sich eher durch die unterschiedliche Art der Sozialisation der Länder ergeben (vgl. ebd.).

Diese Theorie bezieht Lindner-Braun auch auf die Selbstmordimmunität der Frau. Während für Durkheim die Frau wegen ihrer geringeren Beteiligung am Kollektivleben, weniger sozialem Druck und ihrem instinktiven Wesen weniger selbstmordgefährdet ist (vgl. Durkheim, 1897: 313), begründet Lindner-Braun diesen Unterschied in der Selbstmordrate zwischen den Geschlechtern mit dem bis heute eingeschränkten Handlungsspielraum der Frau (vgl. Lindner-Braun, 1990: 249f.). Dies belegt sie durch den Zusammenhang von Selbstmordhäufigkeit und Erwerbstätigkeit bei Frauen. „Je mehr Frauen erwerbstätig sind, desto mehr Frauen nehmen sich das Leben" (ebd.: 252).

Sowohl Durkheim als auch Lindner-Braun untersuchen die Bedeutung der Familie als soziale Institution für den Selbstmord. Durkheim stellt dabei fest, dass eine starke Integration in eine soziale Gruppe, wie zum Beispiel in die Familie, der Suizidanfälligkeit besonders entgegenwirkt und daher die Rate bei verheirateten Frauen mit Kindern geringer ist (vgl. Durkheim, 1897: 197). Lindner-Braun beobachtet, dass Suizid bei Kindern unter zehn Jahren fast nie vorkommt, da sie Kontrolle und Zuwendung erfahren, welches suizidalen Tendenzen entgegenwirkt (vgl. Lindner-Braun, 1990: 338).

Anschließend wird in Lindner-Brauns Arbeit der Zusammenhang zwischen verschiedenen Berufen, sogenannten Risikoberufen und Selbstmorden betrachtet (vgl. ebd.: 253). Bereits Durkheim (1897: 294f.) beobachtete eine niedrigere Selbstmordrate in der Landwirtschaft als im

Handel, in der Industrie und in den freien Berufen, „weil das Fieber des Geschäftslebens hierher am wenigsten durchgedrungen ist" (ebd.: 294). Bei Lindner-Brauns Betrachtung ist auffallend, „daß [sic!] die Suizidgefährdung unabhängig von Berufsprestige und Einkommen ist" (Lindner-Braun, 1990: 253). Besonders gefährdet sind ihrer These zufolge Journalisten, Anwälte und Ärzte, was sie durch weniger soziale Beziehungen und geringere Wertschätzung ihrer Arbeit begründet (vgl. ebd.: 254).

Ähnlich wie Durkheim belegt auch Christa Lindner-Braun in ihrer Arbeit durch empirische Studien, dass wirtschaftliche Anomien, wie etwa Krisen oder ein plötzlicher Wirtschaftsaufschwung, Selbstmorde fördern können (vgl. ebd.: 255).

Ein weiterer und hier der letzte Aspekt der dem Vergleich dienen soll, ist die Bedeutung der Massenmedien als soziale Institution und deren Zusammenhang mit dem Suizid. Besonders wegen der einzigartigen Kommunikationsstruktur können Massenmedien einen großen Einfluss auf eine Gesellschaft haben. Kommunikation findet meist indirekt und über verschiedenste Kanäle, die parallel viele Menschen mit unterschiedlichen Aussagen erreichen können, statt (vgl. ebd.: 257). Die Indirektheit der Interaktionen können die Wirkung bestimmter Botschaften dabei erhöhen und die Inhalte können Mehrheitsmeinungen vermitteln und reproduzieren.

Um aber den Einfluss auf Selbstmorde zu untersuchen geht Lindner-Braun von der Wirkung des sogenannten Werther-Effekts aus. Selbstmorde ausgelöst durch massenmediale Kommunikation erachtet sie als Nachahmungstaten, also Suizid ausgelöst durch Vorbilder (vgl. ebd.: 263). Durkheim hingegen versucht, den Einfluss dieses Effekts zu widerlegen. Die Übertragbarkeit oder Nachahmung des Selbstmords wirkt sich nach ihm nicht auf die Suizidrate aus (vgl. Durkheim, 1897: 146). Nachahmung bedeutet bei Lindner-Braun die Nachahmung von Problemlösungen oder der Flucht vor Problemen durch den Suizid (vgl. Lindner-Braun, 1990: 266), nicht die Kopie der Handlung eines Anderen wie bei Durkheim.

Zusammenfassend lässt sich feststellen, dass während Durkheim den Selbstmord als soziales Massenphänomen betrachtet, Lindner-Braun ihn viel eher als abweichendes Verhalten bewertet, das von der Gesellschaft nicht akzeptiert wird (vgl. ebd.: 24). Sie versucht die Motivation hinter der lebensbeendenden Handlung mit Handlungen, Positionen und Verhältnissen in sozialen Institutionen zu erklären, wobei sie sich der Anomie- und Integrationstheorie Durkheims bedient.

5. Fazit

Auf der Grundlage der vorangehenden Untersuchung sollte in der vorliegenden Arbeit der Frage nachgegangen werden, inwiefern sich Durkheims Theorie und Studie des Selbstmords (1897) noch auf die Gegenwart anwenden lässt.

Zunächst einmal kann Durkheims Grundidee den Selbstmord als soziologischen Phänomen zu behandeln und ihn von der Psychologie abzugrenzen unterstützt werden. Er stellt hinreichend dar, warum eine Erklärung seiner Ursachen über die Wissenschaft der Psychologie hinausgeht. Jedoch ist fraglich inwiefern seine Theorie hinreichend für die Erklärung psychologischer Fragestellungen ist. Besonders in unserer heutigen Zeit, in welcher die psychische Gesundheit eine immer größere Rolle spielt, ist der Nutzen von Durkheims Arbeit im Umgang mit der Trauer Hinterbliebener oder psychischen Krankheiten als Ursache des Suizids kritisch zu beurteilen. Durkheims Ablehnung eines psychologischen Zugangs zum Selbstmordphänomen bildet also eine Schwachstelle in der Anwendung seiner These auf die heutige Zeit.

Seine soziologische Betrachtungsweise führt Durkheim zu einer sehr gesellschaftskritischen Analyse, die auch heute noch weitestgehend anwendbar ist. Viele der statistischen Ergebnisse, die Durkheim als Grundlage seiner These nutzt und welche Lindner-Brauns Arbeit unterstützt, bestätigen sich heute noch immer: Zusammenhänge zwischen Selbstmord und dem Geschlecht, Alter oder Familienstand.

Die Kategorisierung von drei Selbstmordtypen erscheint ebenfalls auf die heutige Zeit übertragbar. Formen des altruistischen Selbstmords sind noch immer in religiösen Gemeinschaften wie Sekten oder im suizidalen Terrorismus zu finden. Die heutige Gesellschaft ist so stark vom Egoismus und individuellen Sinneskrisen geprägt, dass der egoistische Selbstmord immer häufiger wird. Auch ein Zustand der Anomie, wir Durkheim ihn benennt, ist in der heutigen Gesellschaft immer häufiger aufzufinden. Durch weltweite wirtschaftliche Globalisierung und Krisen, wie zum Beispiel Kriege, verlieren Menschen den Halt und Durkheims These bestätigt sich auch heute noch: Die Anomie wird immer mehr zum Normalzustand und fördert die Selbstmordraten. Wie der Vergleich gezeigt hat, wird diese Theorie auch von Lindner-Braun unterstützt. Es greifen also viele Autoren auf Durkheims drei Selbstmordtypen und auch seinen Anomiebegriff zurück, wie sich in den Vergleichen mit Marx und Lindner-Braun erwiesen hat und diese sind auch auf die heutige Gesellschaft anwendbar.

Ein weiterer Befund aus Durkheims Studie, den Lindner-Braun erneut bestätigt, hat auch heute noch Gültigkeit: In reichen Industrienationen zeigen sich nach wie vor höhere Suizidraten gegenüber Entwicklungsländern.

Ferner unterstützt Lindner-Braun (1990: 179) die Aussage, dass die geringe Selbstmordrate der Frau durch ihre Immunität noch immer Gültigkeit besitzt.

Wie sich in der Auseinandersetzung mit dem Artikel von Marx gezeigt hat, sind jedoch auch einige Aspekte von Durkheims Studie kritisch zu betrachten. Allem voran das von ihm vertretene Frauenbild in „Le Suicide", das heute keinerlei Anwendbarkeit mehr findet. Auch wenn er das Leben von Frauen in Bezug zur Gesellschaft setzt, sieht er trotzdem den Grund für ihre soziale Stellung und den Unterschied in den Suizidraten der Geschlechter in biologisch bedingten Unterschieden. Einerseits ist ein solches Frauenbild natürlich auch vor den Hintergrund der Zeit, in der Durkheim gelebt hat, zu bewerten, jedoch hat er selbst Grundlagen für eine wissenschaftlichere und differenziertere Untersuchung des Phänomens zu betreiben.

Abschließend ist also zu sagen, dass Durkheim sowohl die Illustration seiner Methode, als auch die Abgrenzung der empirischen Soziologie zu anderen Wissenschaften gelungen ist, indem er eine soziologische Untersuchung des Selbstmordphänomens unternimmt. Diese Untersuchung an empirischen Daten, die noch heute ihre Gültigkeit haben und Analyse an gesellschaftlichen Krisen, die noch in der heutigen Gesellschaft auffindbar sind, bilden die Grundlage und ermöglichen die Anwendung Èmile Durkheims Selbstmordtheorie auf die Gesellschaft der Gegenwart. Auch wenn mit einigen der von ihm behandelten Aspekte kritisch umgegangen werden muss, bestätigen Bezüge jüngerer Autoren und Theorien auf Durkheims für die Suizid-Soziologie bahnbrechende Studie dieses Ergebnis.

Literaturverzeichnis

Bobach, Reinhard (2004): *Der Selbstmord als Gegenstand historischer Forschung*, in: Werner Felber, Hans-Jürgen Möller, Armin Schmidtke, Rainer Welz, Manfred Wolfersdorf (Hg.): *Suizidologie*, Band 16, Regensburg: S. Roderer Verlag.

Bormuth, Matthias (2008): *Ambivalenz der Freiheit. Suizidales Denken im 20. Jahrhundert,* Göttingen: Wallstein Verlag.

Decher, Friedhelm (1999): *Die Signatur der Freiheit. Ethik des Selbstmords in der abendländischen Philosophie,* Lüneburg: zu Klampen.

Durkheim, Émile (1897): *Vom Selbstmord,* in: Heinz Maus, Friedrich Fürstenberg, Frank Benseler (Hg.)(1973): *Soziologische Texte,* Band 32, Berlin: Hermann Luchterhand Verlag.

Lindner-Braun, Christa (1990): *Soziologie des Selbstmords,* Opladen: Westdeutscher Verlag.

Macho, Thomas (2017): *Das Leben nehmen. Suizid in der Moderne,* Berlin: Suhrkamp Verlag.

Plaut, Erik A./ Anderson, Kevin (Hg.) (2001): *Karl Marx: Vom Selbstmord,* Köln: Neuer ISP Verlag.

Weltgesundheitsorganisation WHO (Hg.) (2014): *Suizidprävention: Eine globale Herausforderung*, in: Stiftung Deutsche Depressionshilfe (Hg.) (2016): *Suizidprävention,* URL: https://apps.who.int/iris/bitstream/handle/10665/131056/9789241564779-ger.pdf?sequence=14, abgerufen am 06.09.2019.

Wolter, Dirk K. (1983): *Warum Menschen Hand an sich legen: zur Soziologie des Selbstmordversuchs am Beispiel Bochum,* Rehburg-Loccum: Psychiatrie-Verlag.

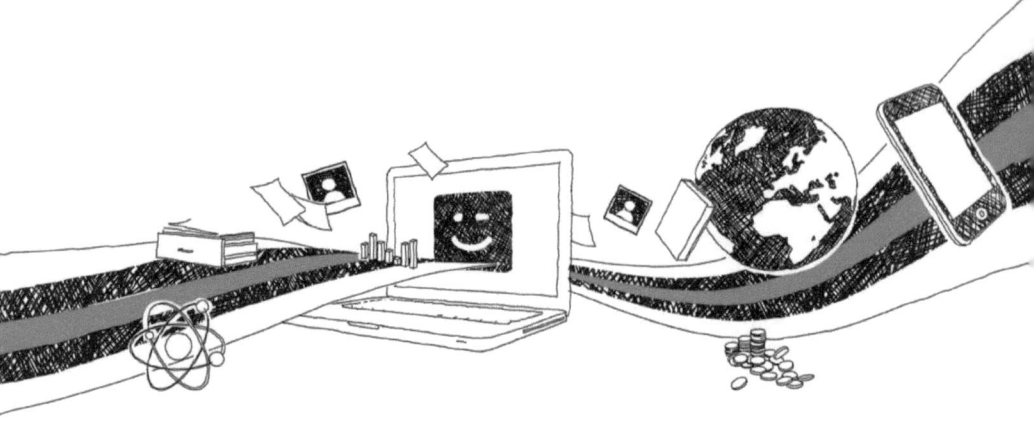
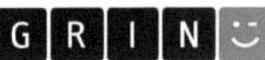